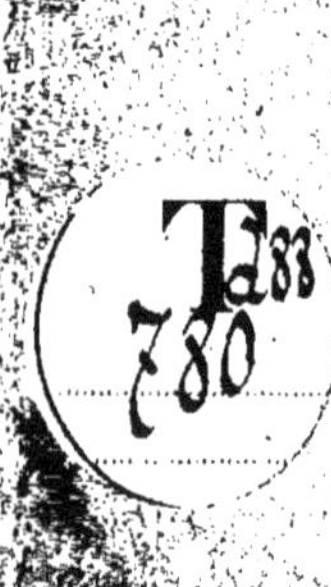

PUBLICATIONS DU *PROGRÈS MÉDICAL*

PARALYSIES BILATÉRALES

DU

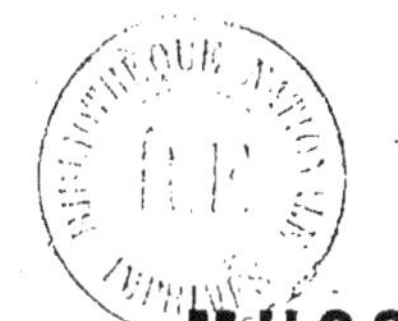

MUSCLE DROIT EXTERNE

PAR

Le Dr Auguste DUFOUR

Chef de Clinique.

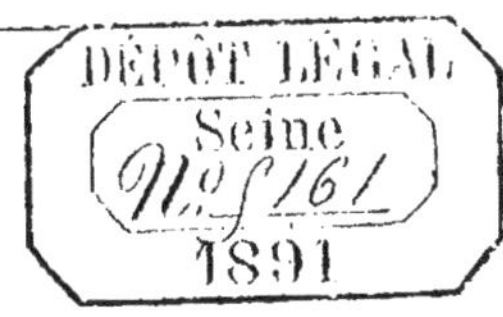

PARIS

AUX BUREAUX DU
PROGRÈS MÉDICAL
14, rue des Carmes, 14.

E. LECROSNIER et BABÉ
ÉDITEURS
Place de l'École-de-Médecine.

1891

PARALYSIES BILATÉRALES

DU

MUSCLE DROIT EXTERNE

Les paralysies des muscles oculaires peuvent se présenter soit comme une complication, soit comme un symptôme initial d'affections centrales ; leur valeur diagnostique est ainsi toujours très grande et leur constatation du plus haut intérêt. Dans la majorité des cas, les paralysies sont unilatérales seulement ; si elles se rencontrent des deux côtés à la fois, leur importance est beaucoup plus grande, elles méritent un examen plus attentif encore. Des trois nerfs crâniens qui président à la motilité de l'œil, c'est l'oculomoteur commun, le nerf de la troisième paire, qui est le plus fréquemment atteint ; l'oculomoteur externe l'est moins souvent, le pathétique plus rarement encore.

Les observations suivantes, dont notre excellent maître, M. le Dr Landolt, a bien voulu nous confier l'étude, sont des exemples rares de paralysies bilatérales du moteur oculaire externe. Elles sont intéressantes non seulement par la limitation, constatée aux deux yeux, des mouvements d'abduction du globe oculaire, mais encore par la localisation des lésions et par leur cause probable.

I. — La *première observation* concerne un homme de cinquante ans, M. B..., qui se présenta à la clinique du Dr Landolt parce qu'il voyait double depuis quelque temps.

Au premier coup d'œil l'on pouvait reconnaître l'existence d'une convergence assez forte, et l'examen fait au périmètre d'abord, puis au moyen des doubles images homonymes, fit constater en effet un strabisme convergent de 35°. Le champ de fixation, déterminé à l'aide du périmètre et du reflet cornéen, était normal en haut, en bas et en dedans. Il accusait, en revanche, une forte limitation en dehors et n'atteignait que 33° à l'œil gauche, 20° à l'œil droit, au lieu de 47° à 50°, limite normale des excursions du côté temporal. Il y avait donc strabisme paralytique et l'examen du champ de fixation avait été d'une grande importance en faisant voir clairement l'existence d'un trouble profond dans la motilité des deux yeux. *Des deux côtés les muscles droits externes étaient paralysés.*

Le malade avait d'ailleurs une vision parfaitement normale et ne se plaignait, outre sa diplopie, que d'une grande lassitude générale. Les réflexes du genou étaient conservés ; aucun trouble moteur ou sensitif. Cependant les pupilles étaient fortement rétrécies des deux côtés ; elles réagissaient bien à l'effort accommodateur, mais très mal à la lumière.

De plus, le malade ne pouvait rester debout, les jambes rapprochées l'une de l'autre, en ayant les yeux fermés : il oscillait et serait tombé si on ne l'avait retenu.

II. — Mme D..., objet de la *seconde observation,* est âgée de 54 ans ; elle a eu, il y a douze ans, pendant quelque temps, une parésie du moteur oculaire commun gauche, observée à la clinique du Dr Landolt, et un an après, une parésie passagère des deux oculomoteurs externes. Il y a deux ans survint de nouveau une diplopie homonyme avec douleurs névralgiques, et l'on constata alors une *parésie du muscle droit externe gauche* déterminant un strabisme convergent de 9°. Quelques jours plus tard une parésie du *droit externe droit* vint s'y ajouter.

Le champ de fixation indiquait comme limites extrêmes du mouvement en dehors : 35° pour l'œil gauche, aussi bien que pour l'œil droit, correspondant ainsi à l'affaiblissement constaté des mouvements d'abduction des deux yeux.

Comme cela arrive en général dans ce genre de paralysies, l'amplitude de convergence se trouvait fortement limitée (1)

---

(1) Landolt. — In de Wecker et Landolt : *Traité complet d'ophtalm.*, Tome III, fasc. 3, p. 830.

et l'examen fait à l'aide de l'ophtalmodynamomètre Landolt avait donné pour résultat :

$$\left.\begin{array}{l} p^c = +\ 7 \\ r^c = +\ 2.75 \end{array}\right\} a^c = 4.25$$

c'est-à-dire une amplitude de convergence très réduite.

Depuis deux ans, l'état de Mme D... est resté le même ; la paralysie des droits externes est aussi forte que lors du premier examen ; le strabisme est toujours de 9°.

Quant à la vision elle est, après correction d'une hypermétropie légère, parfaitement normale. Rien de bien marqué à l'ophtalmoscope ; les papilles sont peut-être un peu grisâtres. En revanche, les deux pupilles sont insensibles à la lumière et ne réagissent que faiblement à la convergence.

L'état général est mauvais, la malade se plaint de céphalalgies et surtout de douleurs intercostales et lombaires.

III. — M. V..., 38 ans, qui fait le sujet de notre *troisième observation*, n'a jamais eu de maladies graves, ses antécédents héréditaires sont négatifs, il ne présente aucun symptôme de syphilis.

Il y a environ deux ans, M. V. a déjà vu double, mais pendant peu de temps seulement. Maintenant il se plaint d'une diplopie très gênante, et l'on constate l'existence d'un strabisme convergent avec diplopie homonyme de 25° environ.

Le champ de fixation accuse une limitation des excursions des yeux en dehors, *à gauche comme à droite*, et les muscles droits externes se montrent nettement atteints de parésie.

L'acuité visuelle, moyennant correction de l'astigmatisme, est tout à fait normale et l'examen ophtalmoscopique ne révèle rien de particulier.

L'état général est loin d'être bon et l'on remarque une certaine faiblesse des jambes. De plus, les réflexes rotuliens sont abolis des deux côtés, et le malade est incapable de se tenir debout, les yeux fermés, les jambes rapprochées l'une de l'autre.

Voilà donc trois observations dans lesquelles les muscles innervés par le moteur oculaire externe étaient paralysés des deux côtés, les yeux étaient déviés en dedans, les doubles images parallèles, situées à la même hauteur, homonymes.

Quelle était, dans ces cas intéressants et rares, *l'ori-*

gine de la paralysie oculomotrice? Très probablement une affection centrale au début.

Nos malades présentaient, en effet, outre les troubles oculaires, un certain nombre de phénomènes généraux caractéristiques d'une maladie cérébro-spinale en voie de développement. Ainsi l'on pouvait constater, entre autres, une mauvaise réaction pupillaire, une grande faiblesse générale et l'existence du phénomène de Romberg dans la première observation ; des douleurs intercostales, l'insensibilité des pupilles, dans le second cas cité ; l'absence des réflexes du genou, de la faiblesse des jambes, la présence du signe de Romberg dans le dernier exemple rapporté. Et, fait important à noter, deux de ces malades avaient déjà souffert antérieurement soit de parésies de courte durée, soit de diplopies passagères.

Ces divers symptômes morbides font immédiatement penser à l'ataxie locomotrice progressive, et c'est bien à cette affection nerveuse, en effet, qu'il faut très probablement rapporter l'origine des désordres constatés.

L'on a remarqué fréquemment, et Duchenne, de Boulogne, l'un des premiers (1), que les troubles paralytiques des yeux ne sont pas rares au début de l'ataxie locomotrice progressive; ils en constituent même souvent le premier et seul symptôme. Survenant brusquement, disparaissant de même pour réapparaitre quelquefois longtemps après, ces paralysies sont essentiellement fugaces dans la période initiale du tabes. Plus tard, elles s'établissent en permanence, se développent lentement et prennent les caractères des ophtalmoplégies nucléaires chroniques progressives.

Les paralysies tabétiques peuvent n'atteindre que l'un des muscles d'un œil, comme elles peuvent les atteindre tous des deux côtés ; même les mouvements associés se

(1) Duchenne. — *Archives gén. de méd.*, 1858-59.

montrent quelquefois intéressés et il existe une paralysie tabétique de la convergence (1).

Dans l'ataxie locomotrice progressive, l'on pourra ainsi rencontrer toutes les variétés de paralysies simples ou doubles des muscles des yeux.

Souvent l'oculomoteur commun n'est atteint que partiellement, d'un seul côté, et quelques-uns seulement des muscles innervés par lui sont privés de mouvement; dans une observation de Dillmann (2), par exemple, il n'y avait que les muscles releveur de la paupière supérieure et droit inférieur de parésiés. Ou bien le nerf de la troisième paire crânienne est atteint totalement dans toutes ses branches, comme dans les cas rapportés par Kahler (3), par Germaix (4), etc. L'on a décrit de même plusieurs fois des paralysies unilatérales du moteur oculaire externe chez des tabétiques. Des ophtalmoplégies bilatérales, plus ou moins complètes, ont été constatées aussi par nombre d'auteurs; nous citerons entre autres les observations de Landolt (5), de Despagnet (6), de Marina (7).

En revanche, les paralysies *bilatérales* de la sixième paire crânienne *seule* sont des plus rares, et Dillmann, qui a examiné 41 ataxiques atteints de troubles de la motilité oculaire, n'en a rencontré qu'un seul exemple.

Les trois observations rapportées plus haut offrent donc un grand intérêt au point de vue du mode d'atteinte des muscles abducteurs des yeux.

---

(1) Landolt. — The refraction and accommodation of the eye. p. 504.— Landolt et Borel. *Archives d'ophtalm.*, nov.-déc. 1887.

(2) Dillmann.— *Ueber tabische Augensymptome.* Dissertation, Berlin, 1889.

(3) Kahler. — *Prager Zeitschrift f. Heilk.*, 1882, p. 732.

(4) Germaix. — *Troubles oculaires dans l'ataxie locomotrice*, Reims, 1890.

(5) Landolt. — *Mouvements des yeux et leurs anomalies.* — *Arch. d'opht.*, 1881, p. 610.

(6) Despagnet. — *Rec. d'opht.*, 1882, p. 115.

(7) Marina. — *Arch. f. Psyschiatrie*, 1889, Bd. XXI, p. 156.

L'origine de la maladie oculaire une fois établie, voyons quel peut être le *siège* des lésions qui ont produit les désordres constatés.

Un processus morbide, donnant lieu à des paralysies oculomotrices, peut, théoriquement, se localiser en un point quelconque du parcours des nerfs moteurs de l'œil, depuis l'origine nerveuse corticale jusqu'aux ramifications intra-musculaires dans l'orbite.

Dans les trois cas observés par nous l'on peut écarter d'emblée l'idée d'une lésion orbitaire, car, pour atteindre à la fois les nerfs abducteurs dans les deux orbites, il faut une cause tout à fait spéciale (traumatisme, tumeur, inflammation) qui se rencontre très rarement des deux côtés et au même endroit, et ne peut exister sans produire des symptômes locaux caractéristiques et évidents.

On pourrait peut-être penser à l'existence de névrites périphériques (Déjerine); mais ces névrites auraient dû alors attaquer symétriquement les filets nerveux des deux droits externes et n'attaquer qu'eux seuls, ce qui nous paraît bien peu probable. En tous cas l'examen anatomique seul pourrait démontrer l'exactitude d'une pareille hypothèse.

L'origine de la paralysie oculomotrice est bien plus probablement intracrânienne ; elle peut être à la base du cerveau ou dans le cerveau lui-même.

La localisation des centres corticaux commandant spécialement à chacun des muscles de l'œil n'étant pas encore suffisamment connue, non plus que l'emplacement occupé par le centre qui préside aux mouvements d'abduction exécutés simultanément par les deux yeux (centre qui doit sûrement exister (1) aussi bien que celui qui régit les mouvements de convergence ou adduction simultanée), le diagnostic de lésions siégeant

(1) Landolt. — *Soc. d'opht. de Heidelberg*, 1885 et 1888.

en ces points particuliers ne peut pas être posé d'une façon certaine.

Les racines nerveuses du moteur oculaire externe traversent plusieurs régions cérébrales importantes dans leur trajet entre les noyaux bulbaires et l'émergence du nerf dans le sillon qui sépare le bulbe rachidien de la protubérance. Aussi les lésions intéressant uniquement les racines nerveuses de la sixième paire sans atteindre les parties voisines sont-elles presque impossibles à ce niveau ; toute altération de cette région fasciculaire donnera lieu nécessairement, en plus des troubles oculaires, à des symptômes caractérisant le siège du foyer morbide.

En revanche, dans la première partie de leur parcours à la base du crâne, les deux troncs des nerfs abducteurs sont beaucoup plus isolés ; en outre, ils cheminent assez près l'un de l'autre pour qu'une même lésion puisse les atteindre à la fois. Aussi a-t-on vu des traumatismes (fractures du crâne) donner lieu à une paralysie double du droit externe, et Purtscher (1) entre autres en a rapporté plusieurs cas typiques.

Les tumeurs, gommeuses ou autres, les hémorrhagies, les exsudats méningitiques, bref les multiples productions morbides qui se rencontrent à la base du crâne, peuvent facilement comprimer les troncs nerveux et en empêcher le bon fonctionnement.

On a cherché à expliquer ainsi, par des congestions passagères de la région basale, les paralysies fugaces observées au début de l'ataxie locomotrice progressive ; il s'agirait dans ces cas d'un processus analogue à celui qui détermine les paralysies périodiques ou migraineuses du moteur oculaire commun. Seulement, ces modifications n'ont jamais été constatées dans les autopsies de tabétiques, et il serait, en tous cas, curieux

---

(1) Purtscher. — *Archiv. v. Knapp.*, 1888, Bd. XVIII.

de les voir se localiser aux seuls nerfs de la sixième paire.

Dans la région nucléaire, au contraire, le noyau d'origine du nerf oculomoteur externe peut très bien être atteint des deux côtés à la fois sans participation nécessaire des éléments nerveux du voisinage. Sa lésion bilatérale donnera lieu à une paralysie des deux droits externes seulement.

De plus, les résultats d'autopsies nombreuses ont démontré la possibilité d'altérations se localisant aux noyaux d'origine des nerfs moteurs de l'œil (1).

Il nous paraît donc tout à fait rationnel de placer dans cette région centrale le siège des lésions qui ont déterminé les symptômes morbides constatés chez nos malades ; et cela avec d'autant plus de probabilité que c'est précisément dans la région nucléaire qu'il convient de chercher l'origine de la plupart des paralysies oculomotrices survenant dans l'ataxie locomotrice.

Kahler (2), en effet, a trouvé, à l'autopsie d'un tabétique qui avait eu une paralysie oculaire pendant trois mois seulement, une prolifération de l'épendyme dans l'aqueduc de Sylvius, obstruant même le canal par place, avec vaisseaux dilatés dans le voisinage, mais intégrité des cellules motrices nucléaires. Ces mêmes constatations anatomo-pathologiques ont été faites aussi par Rosenthal (3). L'on pourrait donc expliquer les paralysies passagères des ataxiques par un trouble circulatoire provoqué, dans les noyaux moteurs des yeux, par la poussée inflammatoire de l'épendymite existante ; ou bien aussi par la compression de la région.

---

(1) Aug. Dufour. — *Les paralysies nucléaires des muscles des yeux.* — *Ann. d'ocul.*, mars-avril, 1890.

(2) Kahler. — *Prager Zeitschr f. Heilk.* 1882, II, p. 732.

(3) Rosenthal. — *Deutsche Archiv. f. Klin. Med.*, 1886, p. 278.

Quant aux paralysies oculaires permanentes, elles seraient dues à une atrophie des cellules nucléaires, avec ou sans sclérose épendymaire. C'est ce qui résulte, en effet, des constatations de Gowers qui, à l'autopsie d'un malade de Hutchinson, atteint d'ataxie locomotrice progressive typique avec troubles oculaires, a trouvé une dégénérescence atrophique des noyaux des nerfs oculo-moteurs (1).

Plus tard, les résultats des autopsies de tabétiques faites par Buzzard (2) et par Westphal (3) sont venus confirmer pleinement les constatations de Gowers.

La possibilité de lésions nucléaires dans le tabes dorsal a donc été clairement démontrée, et l'on a décrit nombre de cas certains dans lesquels cette localisation est la seule admissible.

Les trois exemples, cités plus haut, de paralysies bilatérales du muscle droit externe rentrent très probablement dans cette catégorie. Ils sont donc intéressants non seulement par l'atteinte simultanée et peu commune des deux nerfs abducteurs, mais encore par l'origine tabétique et le siège nucléaire de la maladie des yeux.

En outre, l'histoire de ces malades nous montre une fois de plus quelle importance capitale peuvent avoir, au double point de vue du diagnostic et du pronostic, les paralysies oculaires passagères et sans cause apparente. Elles sont souvent, en effet, les premiers signes manifestes d'une affection cérébro-spinale des plus graves.

---

(1) Hutchinson. — In Mauthner : *Die Nuclearlähmung*, 1885, p. 361.
(2) Buzzard. — *Brain*, april 1882.
(3) Westphal. — *Arch. f. Psychiatrie*, 1887, III, p. 846.

PARIS. — IMP. V. GOUPY ET JOURDAN, RUE DE RENNES, 71.

97

www.ingramcontent.com/pod-product-compliance
Ingram Content Group UK Ltd.
Pitfield, Milton Keynes, MK11 3LW, UK
UKHW020503220726
13923UKWH00006B/2725

9 782019 912956